LA FIÈVRE

DITE TYPHOÏDE

Est—elle une fièvre, une pyrexie ou une inflammation ?

Par le docteur H. LEFEBVRE,

LAURÉAT ET CHEF DE CLINIQUE DE LA FACULTÉ DE MÉDECINE DE PARIS,
MEMBRE TITULAIRE DE LA SOCIÉTÉ ANATOMIQUE, ETC.

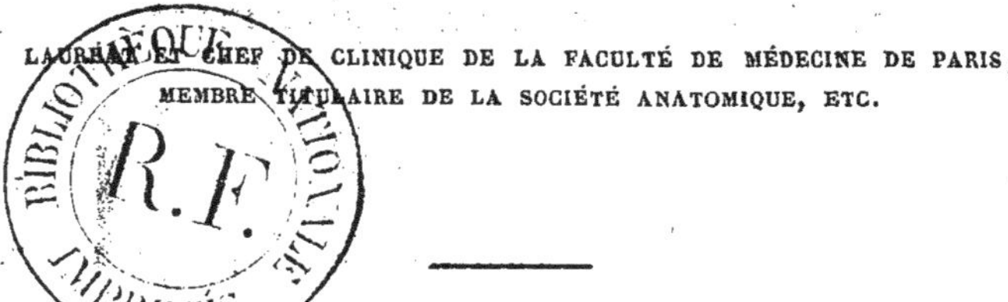

———

PARIS,

LABÉ, LIBRAIRE DE LA FACULTÉ DE MÉDECINE,
4, PLACE DE L'ÉCOLE DE MÉDECINE

Cette brochure devait être publiée dans le journal l'*Union médicale* et faire suite au *Compte-Rendu de la clinique de M. le professeur Bouillaud ; par le D^r. H. Lefebvre, chef de clinique.* — Les évènements ont changé ce mode de publicité ; ils n'ont altéré en rien mes opinions ou mes sentiments.

Cette brochure n'aurait point vu le jour si une dette de cœur, contractée par ma famille et par moi envers MM. Lefebvre-Duruflé et Hippolyte Passy, ne m'avait décidé à publier ces réflexions, écrites il y a près de trois années, réflexions qui n'étaient alors que l'essai d'un travail plus important sur le grand problème des fièvres. —Ce travail, qui était achevé au moment de ma révocation, est perdu.

J'aurais pu corriger les défauts sans nombre que je trouve à cette brochure ; mais le lecteur verra qu'elle était écrite pour faire suite au *Compte-Rendu* de la clinique et ne la considérera que comme un article de journal.

Gaillon, le   juillet 1851.

LA FIÈVRE DITE TYPHOIDE

Est-elle une fièvre, une pyrexie ou une inflammation?

Post tenebras, spero lucem. (1)

(Off. des morts.)

Qu'appelle-t-ou fièvre ou affection typhoïde ?

Une école désigne sous ce nom une maladie aiguë ana-tomiquement caractérisée par une altération spéciale, c'est-à-dire le gonflement, l'injection, le ramollis-sement, la suppuration, l'ulcération des cryptes de l'intestin grêle (plaques de Peyer et follicules de Brun-ner), ainsi que par la tuméfaction, la rougeur, le ra-mollissement, et quelquefois la suppuration des gan-glions du mésentère.

Dans quel but a-t-on donné ce titre de fièvre ou affection typhoïde à une maladie aiguë, caractérisée physiquement comme nous venons de le dire? Les uns ont adopté ce nom, parce qu'il a l'avantage de ne rien préjuger sur la nature de l'affection ; d'autres trouvent la dénomination sans désagrément à l'oreille, et au moins à peu près exempte d'inconvénients. —

---

(1) On sait que M. le professeur Chomel a pris pour épigraphe de son *Traité de Pathologie générale,* cette phrase de Gaubius : *Melius est sistere gradum, quàm progredi per tenebras.*

Pour nous toute question de nomenclature est chose grave : examinons donc si, en réalité, la dénomination de fièvre ou affection typhoïde est aussi exempte d'inconvénients qu'on le prétend (1).

Laissons un moment de côté la pathologie et ses dissensions pour nous reporter aux plus simples notions de la grammaire.

Il a toujours été enseigné que le *substantif* représente un être, un objet quelconque, soit qu'il existe dans la nature, soit qu'il n'ait d'existence que dans notre imagination ; que l'*adjectif* exprime les qualités du substantif, les différentes manières d'être sous lesquelles nous le considérons.

Ceci posé, quelle est la signification du mot fièvre dans la doctrine dont il est question ? — Il exprime un état morbide caractérisé surtout par la chaleur contre nature de la peau, l'accélération du pouls, un état de malaise et des troubles de quelques fonctions. — Si c'est là l'état morbide que désignent les mots *fièvre, pyrexie, état fébrile,* le nom fièvre s'applique-t-il bien à la maladie aiguë dont nous avons dit les caractères anatomiques ?

Dans cette même doctrine, ce singulier féminin fièvre a un pluriel : il y a des fièvres et des espèces de fièvres. — Les unes sont *consécutives* à des altérations *diverses,* spécialement à des phlegmasies ; d'autres fois, au contraire, la fièvre est *primitive,* aucune altération matérielle des solides ou des liquides ne l'explique, ou si diverses altérations des solides ou des liquides coexistent, elles sont postérieures au mouvement fébrile et ne peuvent en rendre raison.

Dans le premier cas, la fièvre n'est qu'un des élé-

____

(1) Voir la thèse de mon honorable ami Henri Duclos, de Rouen, sur la *Nomenclature médicale.* — « Le but que doivent remplir les » nomenclatures, c'est de fixer chacune par des signes, un certain » ordre bien précis et bien distinct d'idées. » P. 9.

ments de la maladie ; on n'en tient aucun compte pour sa dénomination , qui se tire tout entière de l'organe affecté ; dans le deuxième, au contraire, le mouvement fébrile constituerait toute la maladie , dont le nom générique serait le plus souvent fièvre. Ainsi la variole , la rougeole , la scarlatine , seraient des fièvres. L'*affection* typhoïde elle – même devrait encore être regardée comme une *fièvre* , car il serait impossible d'y méconnaître l'influence d'une cause générale dont la nature et le siège échappent , mais que beaucoup de personnes placent dans le sang.

Si j'applique rigoureusement ces principes, il m'est impossible d'appeler fièvre une affection dont on a défini le siège , le caractère anatomique. Quoi! on place dans les liquides la *cause* de la fièvre typhoïde, et on range cette maladie dans la classe des fièvres ! On a donc oublié que les maladies dans lesquelles l'état fébrile forme l'élément essentiel et le seul appréciable , que les maladies fébriles qui ne reconnaissent aucune altération locale *primitive*, *essentiellement liée à elles*, constituent la *classe des fièvres!*

Ainsi donc , selon cette logique et ces principes de pathologie, le mot fièvre peut avoir les deux qualités de la définition du substantif ; il peut représenter un objet quelconque qui existe dans la nature ou dont l'existence n'est que dans notre imagination ; or, comme « je sais » que la vérité est dans les choses et non dans l'esprit qui » les juge, et que moins on met du sien dans les juge— » ments qu'on en porte, plus on est sûr d'approcher de la » vérité(1)», il en résulte que si l'on fait abstraction de la partie imaginaire de cet état morbide, on sera très-près de la réalité ; mais alors il faudra changer dans le cadre nosographique la place qu'occupe la fièvre ou affection typhoïde et la ranger désormais parmi les maladies ca—

____

(1) Phrase de l'*Emile*, qui sert d'épigraphe à l'ouvrage de M. Louis.

ractérisées primitivement par une altération des liquides,
ou dans une autre classe quelconque d'affections.

Pour ces premières raisons, le nom et la classe fièvre
ne peuvent donc convenir à l'affection typhoïde, que les
lésions qui la *définissent* soient primitives ou consécutives. En effet, si les lésions sont primitives, la maladie
cesse d'appartenir à la classe des fièvres ; et la dénomination ne peut être fondée sur les mêmes principes.
— Les altérations sont-elles, au contraire, consécutives ? Mais si des lésions de cette nature ne peuvent
expliquer le mouvement fébrile, comment le nom fièvre
peut-il leur convenir ? Qu'on invoque une cause générale primitive, soit ! Alors qu'on démontre l'existence
de cette cause et ses analogies avec les caractères généraux et fondamentaux de la classe des fièvres.

Est-ce là ce qui a été fait pour la fièvre ou affection
dite typhoïde ? Non.

La dénomination de fièvre convient si peu à l'affection dite typhoïde, que l'observation démontre que les
altérations de l'intestin, qui en forment le caractère
anatomique, sont primitives, et il n'est pas un traité
nouveau sur cette maladie où les preuves de ce fait ne
pullulent. En effet, si l'on voit que dans cette maladie,
à un même ordre de symptômes locaux répond constamment une lésion semblable ; que si les premiers accidents se manifestent invariablement du côté du ventre,
et que la lésion la plus grave, la plus profonde, la plus
ancienne, dans nombre de cas presque la seule, est toujours dans l'intestin grêle, spécialement dans son appareil des follicules, on est forcément conduit à admettre
que la fièvre dite typhoïde a son principe, son point de
départ dans cet appareil. La liaison existante entre les
symptômes et les lésions dont il s'agit n'est guère moins
évidente que celle qu'on observe dans d'autres affections

aiguës, la pneumonie, par exemple (1).

Quelque opinion qu'on ait d'ailleurs sur la nature de la fièvre dite typhoïde, c'est là un fait acquis à la science, et que pour ma part, en dehors de mon observation personnelle assez étendue déjà , je pourrais appuyer de citations d'auteurs dont personne ne mettrait en doute ou l'importance ou le mérite.

Des trois cas terminés par la mort qu'il m'a été donné d'observer dans le cours de cette année, et qui démontrent d'une manière irréfragable la connexion intime et primitive entre les symptômes locaux et les lésions intestinales, je rapporterai le suivant (2) :

La nommée Hamel , âgée de 31 ans , piqueuse de bottines, demeurant rue Saint-Germain l'Auxerrois, 63 , née à Nancy (Meurthe), malade depuis quatre jours , entra le 12 mai 1848 à l'hôpital de la Charité , salle Sainte-Madeleine, nº 7 : elle succomba le 18.

Cette femme, d'une constitution médiocre, d'un tempérament lymphatique , habite Paris depuis 28 ans.

(1) M. Louis , qui appelle l'affection qui nous occupe fièvre typhoïde, a consacré les deux premiers chapitres de ses *Recherches anatomiques , pathologiques et thérapeutiques sur la maladie connue sous les noms de gastro-entérite, fièvre putride, adynamique, ataxique, typhoïde,* etc., etc., à la démonstration de la constance de ce rapport.

(2) J'aurais désiré donner une observation qui démontrât d'une manière plus positive le rapport de cause à effet entre les lésions et les symptômes de la fièvre dite typhoïde, puisque le malade mourut le quatrième ou le cinquième jour de la maladie ; mais cette observation a été perdue à mon départ de Paris. — Ce malade, couché au nº 1 de la salle S.-Jean-de-Dieu, a été vu par M. Roger, qui remplaçait alors M. Bouillaud. A l'autopsie on trouva tous les caractères anatomiques de la fièvre typhoïde au premier degré ; les lésions occupaient les follicules dans toute la longueur de l'intestin. On trouvait aussi de nombreux pepins de raisin qui , pour moi , n'ont pas été sans influence sur le développement de l'inflammation de ces follicules. Le malade fut saigné, et le caillot se recouvrit d'une couche très-épaisse de couenne jaunâtre, dense, bien organisée, résistante ; mais le caillot sous-jacent était noirâtre, diffluent. — Il ne me reste que le dessin des altérations, que je dois à M. Aumont, dessinateur de MM. Bourgery et Jacob.

Elle a eu six enfants, et le dernier est âgé d'un an ; ses couches ont toujours été heureuses. Habituellement bien portante, dit-elle, elle n'aurait jamais fait de maladie grave. Réglée à 16 ans, irrégulièrement et peu abondamment. Sujette à la leucorrhée, aux palpitations, à l'essoufflement. Il y a quatre jours, elle aurait été prise d'un frisson suivi de chaleur et sueur ; en même temps céphalalgie, étourdissements, tournoiements de tête, et le lendemain, diarrhée (5—6 selles). A ces symptômes, qui ont persisté, se sont ajoutés des bourdonnements d'oreilles, de l'anorexie, des épistaxis, de l'insomnie, des rêvasseries et un sentiment de faiblesse assez prononcé.

Pour traitement de l'eau sucrée et une infusion de bourrache. Elle ignore la cause de sa maladie. Elle a été apportée sur un brancard à l'hôpital.

Etat actuel. — Expression de stupeur et d'abattement assez prononcée ; décoloration des téguments, cependant légère turgescence des veines sous-cutanées ; teinte jaunâtre de l'ovale inférieur du visage ; lèvres sèches, avec quelques écailles grisâtres ; gencives humides et rosées ; langue molle, humide, recouverte d'une couche saburrale blanchâtre assez épaisse ; soif vive, anorexie ; bouche mauvaise, amère, pâteuse ; haleine sans fétidité ; ni nausées, ni vomissement ; nulle douleur épigastrique ; température à 40° sur l'abdomen ; pouls à 124—128, mou, flasque, sans redoublement ; léger ballonnement de l'abdomen dans la région sous-ombilicale, pas de selle depuis hier, nulle douleur de ventre, si ce n'est à la pression du flanc droit, où existe un gargouillement assez abondant, mais plus gazeux que liquide ; aucune éruption, — résonnance et respiration bonnes partout ; ni toux, ni crachats ; rien au cœur, sinon un léger souffle au premier temps, accompagnant le premier bruit plutôt qu'il ne le masque ; le maximum du souffle est à la base et il dégénère dans les carotides et sous-clavières en un bruit de diable ; dilatation des pupilles ; sentiment de faiblesse très-prononcé , la malade se tient avec peine sur son séant ; étourdissements , tournoiements avec lourdeur de tête ; bourdonnements d'oreilles ; insomnie avec rêvasseries la nuit dernière , pas d'épistaxis.

Diagnostic. — Fièvre ou entéro-mésentérite typhoïde parfaitement caractérisée , encore à la première période, chez un sujet chlorotiqne. — Plus tard pleuro-péripneumonie double (*casus gravis*, *probabiliter lethalis factus*).

Traitement. — Saig. 2 pal. 1|2,—vent. scarif. abdomen 2 pal. 1|2, — sol. sir. gom. 3 pots, — sol. sir. gros. 1 pot, — catap. abdomen, — lavement guim. et pavot, — diète.

13 mai. — La malade dit se trouver mieux , moins abattue ; chaleur encore assez forte , un peu de moiteur ; pouls à 100—104, assez développé, flasque, régulier ; veines extérieures moins turgides ; langue humide, rouge à la pointe, blanchâtre au milieu ; soif encore assez vive , lèvres plus humides , pas d'épistaxis , même état de l'haleine ; une seule selle après le lavement ; ventre assez souple , encore un peu développé dans la région sous-ombilicale ; léger gargouillement dans le flanc droit , résonnance et respiration bonnes partout , bon sommeil la nuit dernière ; lourdeur de tête, étourdissements, bourdonnements d'oreilles moins prononcés.

Caillot de la saignée , légèrement retracté ; entouré d'une sérosité jaune verdâtre transparente , recouvert d'une couenne assez épaisse, mais de consistance faible, ainsi que le caillot sous-jacent.

Roudelles des ventouses isolées, d'un rouge un peu rutilant , de consistance assez bonne , sérosité non rougie.

Traitement.—Sol. sir. gom. 3 pots, — sol. sir. gros.

— Catap., — lavement, — diète.

14 mai. — La malade se trouve plus mal ; respiration à 36—40 , chaleur très-élevée ; pouls à 116 , flasque, redoublé ; vomissement d'une matière aqueuse colorée en vert par la bile ; météorisme du ventre plus prononcé, deux selles liquides, gargouillement abondant dans le flanc droit avec douleur à la pression ; la malade accuse une douleur dans le côté droit du thorax augmentant pendant la toux et les inspirations profondes ; peu de toux, pas de crachats ; matité dans les deux tiers inférieurs du côté droit du thorax, où l'on perçoit pendant l'inspiration et l'expiration un double souffle avec un retentissement broncho-égophonique de la voix, nulle crépitation , sinon à la partie postérieure inférieure du côté gauche. Mêmes phénomènes que la veille du côté des sensations et de l'intelligence. Une fenêtre est restée ouverte une grande partie de l'après-midi près le lit de la malade.

Traitement. — Mêmes tisanes, — vésicat. à la part. post. du côté droit du thorax depuis l'épine de l'omoplate jusqu'en bas , — jul. sir. thridace 30 gram. , — diète.

15 mai. — La malade souffre moins de son côté ; pouls à 112—116 , petit, redoublé ; visage abattu , moins anxié ; 2—3 vomissements d'une matière aqueuse fortement colorée par la bile ; la malade a rendu trois selles sous elle ; ventre plus développé, pas de gargouillement bien notable ce matin ; langue rouge à la pointe, saburrale à la base et au milieu, légèrement desséchée ; pas de crachats, toux et respiration difficiles, souffle toujours double avec broncho-égophonie et matité dans les deux tiers inférieurs du côté droit en arrière ; même matité avec souffle bronchique, broncho-phonie, à la partie inférieure du côté gauche en arrière. La malade est si faible qu'elle peut à peine se tenir et parler à son séant. Même traitement.

Ces phénomènes persistèrent presque au même degré jusqu'au 18 ; seulement le 16 du délire survint, et la malade mourut sans recouvrer sa connaissance.

Autopsie 24 heures après la mort.

Cadavre bien conservé.

Abdomen. — Péritoine intact. L'intestin reflète par transparence de la rougeur et laisse distinguer quelques points opaques.

Rougeur uniforme, évidemment par imbibition, occupant toute l'épaisseur des parois de l'estomac au niveau du grand cul-de-sac dans sa portion en contact avec la rate ; mais dans la portion pylorique rougeur arborescente avec épaississement et ramollissement de la muqueuse ; cette rougeur, très-fine et très-abondante, se distingue en outre de celle du grand cul-de-sac par la limite naturelle très-tranchée entre les deux portions de l'estomac.

Une trentaine de plaques et plus d'une centaine de follicules occupent les quatre derniers pieds de l'intestin grêle, le cœcum et la portion ascendante du colon. — Ces plaques et ces follicules offrent les altérations suivantes : tuméfaction uniforme avec rougeur des plaques qui présentent un aspect gaufré, légèrement tomenteux, et se détachent de la muqueuse par un bourrelet saillant ; les follicules affectent la forme conique et se continuent insensiblement par leur base avec la surface de la muqueuse. Le sommet de ces derniers cryptes offre une dépression qui leur donne quelque ressemblance avec une pustule de variole. La muqueuse, qui se prolonge sur ces follicules isolés et agminés n'est pas détruite, mais seulement injectée et ramollie ; mêmes rougeur et ramollissement dans la portion voisine de cette membrane. Toute l'épaisseur des plaques et des follicules jusqu'à la tunique musculaire est constituée par une matière grisâtre traversée par l'injection, comme dans l'infiltration purulente du poumon par exemple. Le grattage avec l'ongle ou le scalpel convertit les plaques et les follicules, ainsi que la muqueuse voisine, en une pulpe très-molle, presque liquide, gris rougeâtre; et on arrive de cette façon à la membrane musculaire dont l'état est normal, sauf une légère rougeur. Quelques ulcérations très-petites et superficielles à la surface de quelques plaques et follicules.

Ganglions du mésentère tuméfiés, les plus gros du volume d'une noix, rouges; à la coupe ils offrent une rougeur lie de vin tranchant sur une matière grisâtre tout à fait semblable à la matière grisâtre des plaques et follicules; en glissant le dos du scalpel à la surface des incisions, on en détache une matière très-diffluente, semi-liquide et gris rougeâtre.

Le foie de consistance et de volume normaux.

La rate offre en hauteur 12 centimètres et en largeur 8 ; — son tissu, d'un rouge brun foncé, se déchire avec une grande facilité.

Rien d'anormal pour les reins.

Poitrine. — Léger épanchement pleurétique séro-purulent, — pneumonie au deuxième degré occupant presque toute la hauteur de la partie postérieure du poumon droit et la moitié inférieure du poumon gauche, — granulations pneumoniques surtout à la déchirure. — Peu de liquide s'écoule de la surface des incisions, — ramollissement du tissu, qui plonge dans l'eau et gagne le fond du vase.

Rien au cœur, sinon une rougeur uniforme de l'endocarde, rougeur plus prononcée sur les valvules et occupant également la tunique interne de l'aorte et de l'artère pulmonaire, sans ramollissement ni perte notables du poli. — Caillots fibrineux décolorés, entrelacés dans les tendons et les colonnes charnues du cœur gauche, prolongés dans l'aorte; caillots formés de

fibrine jaunâtre et d'un cruor noirâtre, mou, dans l'o-
reillette et les ventricules droits.

Encéphale. — Congestion générale sans état poisseux des membranes du cerveau ; teinte rosée assez intense de la substance grise. — Piqueté fréquent de la substance blanche, — sérosité incolore assez abondante dans les ventricules.

Si je prouve que dans quelques cas la lésion constante a été presque la *seule*, plus particulièrement sans fièvre, et ayant toujours son point de départ dans l'intestin grêle, dont les plaques elliptiques auront été plus ou moins profondément altérées, dans la partie de l'iléon voisine du cœcum, ne serai-je point en droit de conclure que le nom de fièvre ne convient point mieux dans la forme qu'au fond à l'affection typhoïde, puisque celle-ci peut exister sans fièvre, et que d'ailleurs des symptômes graves ne lui sont pas nécessairement attachés. Cette opinion, à l'appui de laquelle je ne puis rapporter d'observation recueillie dans le cours de la dernière clinique (1), trouve d'ailleurs sa justification dans nombre d'auteurs, en particulier des auteurs modernes ; et on pourra d'autant moins récuser les faits qui servent de base à cette manière de voir, que l'autopsie a constaté l'altération spéciale des plaques de l'iléon chez des malades qui s'étaient promenés jusqu'au vingtième jour de l'affection, et qui ont succombé à une perforation de

(1) Ces lignes n'étaient pas écrites depuis huit jours qu'un cas d'*affection typhoïde sous forme latente*, comme dirait M. Louis, s'offrit à mon observation. — Le malade qui en était l'objet était pris depuis un mois ; une discussion sérieuse eut lieu à l'occasion du diagnostic. — J'avais reconnu une péricardite, que l'autopsie confirma (une plaque laiteuse existait à la surface du péricarde), et j'attribuais l'ensemble des légers phénomènes typhoïdes que présentait le malade à une suppuration de quelque organe profond. M. Roger, agrégé de la Faculté, chef du service, diagnostiquait une fièvre typhoïde que je récusais, vu l'absence 1° de la diarrhée, 2° du météorisme, 3° du gargouillement dans le flanc droit, etc. — Un purgatif fut prescrit. Trois jours après le malade succombait à une perforation de l'intestin. — Trois plaques étaient ulcérées.

l'intestin grêle le vingt‑troisième. L'on conçoit qu'à une lésion peu intense, lente à se développer, correspondent des symptômes peu intenses ; que l'état inflammatoire (le mot échappe malgré lui à **M.** Louis que je cite textuellement, comme il lui est échappé mainte fois dans le cours de son ouvrage) et le nombre des plaques prises étant peu considérables, la réaction qui en résulte soit nulle ou faible, sauf certaines conditions que nous discuterons plus bas (1).

On le voit, le nom de fièvre ne convient nullement à l'affection typhoïde ; parce que ce mot, représentant une abstraction, une chose abstraite, il ne peut s'appliquer à un état organique défini, à une chose concrète ; parce que les lésions d'organe auxquelles il répond étant primitives, elles ne sont pas du genre de celles auxquelles on donne ce titre, et qu'en outre les altérations spéciales pouvant exister sans accompagnement d'un mouvement fébrile, on a mauvaise grace d'appeler fièvre ce qui ne l'est pas. — Enfin le mot fièvre préjuge la nature, la classe de la maladie.

Selon notre définition de l'adjectif, typhoïde exprime donc les qualités, la manière d'être, l'espèce naturelle de la fièvre. L'ensemble des phénomènes spéciaux qu'implique typhoïde n'étant pas nettement défini et ne pouvant se rapporter qu'aux affections décrites sous le nom de typhus, il naturalise donc la fièvre qui nous occupe parmi ces affections. En effet, au nombre des

(1) **M.** Louis a rapporté dans la première édition de ses *Recherches* (1829) cinq observations d'*affection typhoïde sous forme latente* sans accompagnement de fièvre.

Dans les cinq cas la mort eut lieu. A l'autopsie, le caractère anatomique de la *fièvre typhoïde* fut constant. Ceci n'a pas empêché **M.** Louis dans sa deuxième édition (1841) de continuer à appeler *fièvre* une affection qui peut se terminer par la mort sans avoir occasionné pendant la vie l'ensemble des phénomènes qu'on désigne sous le nom de *fièvre*. — C'est là un non sens évident, qui rappelle la fameuse épigraphe de **M.** Louis, et laisse penser qu'il a mis du sien dans les jugements qu'il a portés sur ces faits ; — d'où je conclus qu'il s'est éloigné de la vérité.

typhus on trouve décrite une espèce fébrile dont le caractère anatomique est aussi l'altération spéciale des cryptes de l'intestin ; ce typhus n'est donc pas une fièvre typhoïde, cependant il est fébrile et il a le même caractère anatomique ; en un mot, c'est une affection aiguë, dont la forme organique est l'altération spéciale des plaques de Peyer. Or, les causes qui développent les typhus étant générales et consistant primitivement en un état d'intoxication, de septicité du sang, il faudrait donc admettre deux grandes espèces d'altération des plaques de Peyer et des follicules de Brunner, l'une produite par des causes ordinaires, non miasmatiques, l'autre produite au contraire par des causes miasmatiques. Le mot typhoïde établirait donc une confusion entre deux états, dont l'un est primitif, l'autre consécutif. — Il y a mieux : sont fièvres, le typhus des hôpitaux, des prisons, des villes assiégées, etc. ; sont typhus la fièvre pourprée, de Hongrie, pétéchiale, nerveuse, adynamique, typhoïde (Fournier et Vaidy), ataxique, etc. ; ces typhus fébriles ne sont donc pas des fièvres typhoïdes?

Les résorptions purulentes ou de matière septique consécutives à l'inflammation, à la gangrène, etc., qui sont certainement accompagnées d'un mouvement fébrile et d'un état typhoïde, ne sont donc pas non plus des fièvres typhoïdes !

Ceci établi, je pose ce dilemme : dans la fièvre dite typhoïde, ou l'altération du sang est primitive comme dans les autres typhus, et la dénomination de typhoïde ne convient pas mieux au typhus, dont le caractère anatomique serait la lésion spéciale des plaques de l'intestin, qu'aux autres typhus, dont l'expression anatomique est différente, puisque c'est une dénomination qui s'applique à un état général indépendant d'un état local ; — ou l'altération du sang, dans la fièvre dite typhoïde, est consécutive à la lésion des plaques, comme dans les résorptions purulentes, et alors le mot fièvre typhoïde

2

convient aussi bien à l'état typhoïde avec fièvre dépendant d'une phlébite, d'une gangrène, etc. , qu'à l'état typhoïde avec fièvre dépendant de l'altération spéciale des cryptes de l'intestin.

On voit quelle confusion (1) consacre la dénomination fièvre typhoïde. Or l'altération spéciale de

(1) M. Louis écrivait en 1841 , dans la préface de la seconde édition de ses *Recherches anatomiques, pathologiques et thérapeutiques sur la maladie connue sous les noms de fièvre typhoïde, putride, adynamique*, etc. , les lignes suivantes : « Aujourd'hui la confusion a » cessé : on reconnaît que les fièvres de Pinel , *à part la peste* , ne » forment qu'UNE SEULE ET MÊME MALADIE , dont le caractère anato- » mique consiste non dans une inflammation de l'estomac et de l'in- » testin, mais dans une lésion profonde et spéciale des plaques ellip- » tiques de l'intestin grêle. »

Plus loin il ajoute : « L'étude de l'affection typhoïde du premier » âge est venue donner une nouvelle sanction à mes recherches, en » montrant que cette maladie est la même, qu'elle comprend *toutes* » *les fièvres de Pinel, moins la peste*, à tous les âges de la vie; en » sorte qu'on est presque unanime aujourd'hui sur la manière de les » envisager. »

Aucun pathologiste , même parmi les élèves de M. Louis, n'a admis, ni en 1829, ni en 1841, que les fièvres de Pinel, à part la peste, *ne forment qu'une seule et même maladie*. — Je ne citerai que M. Grisolle. —

M. Grisolle trouve que « les divisions arbitraires, dont Pinel, en- » tre autres, surchargea la pyrélologie, ont fait faire un pas rétrograde » à la science, et arrêté la tendance qu'avaient les esprits, depuis » Chirac, à la fusion des *fièvres continues.* » Il admet que les recherches de M. Louis établirent « tout d'abord la fusion des fièvres conti- » nues graves de *ce climat* en *une seule*, la fièvre typhoïde. La dé- » monstration de cette grande vérité, dit-il , a fait voir que les fièvres » continues graves, si différentes en apparence, considérées par cha- » cun comme des *maladies distinctes*, étaient au fond et dans leur » nature, des *maladies identiques*, ne constituant qu'une *seule affec-* » *tion*, qui pouvait se montrer, suivant les circonstances, sous des » formes variées. Cependant, la fièvre typhoïde (ici les restrictions » commencent et la grande vérité devient une erreur) ne comprend » que les formes graves des pyrexies anciennement admises, et, *pour* » *compléter la connaissance des fièvres continues de ce climat*, il faut » admettre encore d'autres espèces de pyrexies, qui sont les fièvres » *éphémère* et *inflammatoire.* »

M. Grisolle se sépare donc de son maître pour les fièvres de ce climat, et ne les considère pas, à son instar, comme des fièvres ou affections typhoïdes; mais, et personne ne l'ignore, Pinel avait compris dans sa classe des *fièvres primitives* ou *essentielles* non seulement les *fièvres* de ce climat, mais aussi les fièvres qui règnent dans les diverses contrées du globe. — Sur ce point M. Grisolle se sé-

l'intestin étant primitive, il faut donc chercher un
mot qui indique cet état primitif et le rôle local

pare encore de son maître en ces termes : « Mais dans quelques
» autres régions du globe la fièvre typhoïde ne comprend plus toutes
» les espèces de pyrexies graves qu'on y observe : c'est ainsi que
» le *typhus fever* d'*Irlande*, la *fièvre jaune*, la *fièvre bilieuse* des cli-
» mats chauds et la *peste* d'orient, sont des fièvres continues spé-
» ciales et *distinctes de l'affection typhoïde.* »

On n'en finirait pas si l'on voulait épuiser la discussion de cette
proposition, et pour qu'on ne m'accuse pas de partialité, j'ai opposé
à M. Louis la manière de voir d'un de ses élèves. Je m'arrête à la
surface de la question.

Du reste, M. Louis semble avoir oublié les doctrines de l'auteur de la
Nosographie philosophique, et l'on croirait qu'au moment de la publi-
cation de ses *Recherches*, la *Médecine éclairée par l'observation et l'ou-
verture des corps* (1804), de Prost, n'avait pas encore paru. Il ne rapporte que des observations de fièvres dites typhoïdes dont le caractère
anatomique est la lésion spéciale des follicules de l'intestin, et si quelque individu est affecté d'une maladie accompagnée de fièvre et de
phénomènes typhoïdes, — il n'en tient aucun compte, nosographique-
ment parlant. Il rejette tous ces cas dans l'article IV de la 3me partie
de son ouvrage sous ce titre : « *Observations dans lesquelles la plu-
» part des symptômes de l'affection typhoïde ont eu lieu, sans altéra-
» tion spéciale des plaques elliptiques de l'iléum.* »

Dans les réflexions qui font suite à quelques-uns de ces faits,
M. Louis nous dira : « Si le siége de la maladie eut été aussi profon-
» dément caché qu'il était superficiel, on serait très-probablement
» tombé dans l'erreur.... le malade éprouva *plusieurs symptômes
» graves communs à l'affection typhoïde et aux autres maladies ai-
» guës.* »

Plus loin il ajoute : « Il était donc assez naturel, dans les idées
» reçues, de soupçonner l'affection typhoïde, sinon comme primitive,
» au moins comme secondaire. »

Ces faits prouvent donc, une fois de plus, que le *groupe* des symptômes appelés *fièvre typhoïde* ne doivent pas être rapportés à une
lésion spéciale des plaques de l'iléon.—

M. Louis s'est gardé de traiter terre à terre chacun des ordres de
fièvres qui constituent la classe des fièvres de Pinel, et de nous montrer, par des observations, comment elles peuvent être ramenées
toutes, à part la peste, à cette unité grammaticale, *fièvre typhoïde.* —

M. Bouillaud, s'occupant, au point de vue de la doctrine physio-
logique du problème des fièvres primitives ou essentielles tel qu'il
avait été posé par Pinel, avait procédé d'une autre façon. — Dans
son *Traité clinique et expérimental des fièvres dites essentielles* (1826),
il s'exprime en ces termes :

« Puisque la fièvre est un symptôme, on ne connaîtra jamais par-
» faitement la maladie désignée sous le nom de fièvre que du moment
» où la lésion organique qui fait partie de son essence sera connue
» elle-même. » Partant de là, il étudie la fièvre en elle-même et démontre : 1º que la fièvre *inflammatoire* n'est qu'une irritation pure et

qu'il joue comme foyer d'infection typhoïde (1).

La qualification de typhoïde convient si peu, en effet, à la fièvre de ce nom, qui a pour caractère anatomique l'altération spéciale des cryptes de l'intestin , qu'on sait que cette affection n'est nécessairement accompagnée ni de symptômes graves , ni de phénomènes typhoïdes. Ainsi , à supposer que dans les cas où la fièvre fit défaut ou ne s'observa qu'à un faible degré ; à supposer que, dans ces cas, la terminaison de la maladie eût été heureuse ; que les ulcérations de l'intestin , au lieu de gagner continuellement en profondeur, se fussent cicatrisées , quel médecin eût dit que le malade eût éprouvé une *fièvre* ou *affection typhoïde!* Des auteurs , d'accord

simple du système sanguin ;

2° Que l'ordre des fièvres *méningo-gastriques* ou *bilieuses* « consiste en une phlegmasie de la muqueuse gastro-intestinale, avec » irritation consécutive du foie, etc... » Qu'elle n'est pas constamment et nécessairement accompagnée de fièvre (embarras gastro-intestinal des auteurs) ;

3° Que l'ordre des fièvres *muqueuses, pituiteuses* ou *adéno-méningées* se rattache, par un de ses points, à la fièvre dite bilieuse, et par l'autre à la fièvre putride ou adynamique ;

4° A l'occasion de l'ordre des fièvres putrides ou adynamiques il rapporte des observations de fièvres putrides consécutives à la gastro-entérite aiguë, et des observations de cette fièvre non consécutive à la gastro-entérite. — Et il conclut que cette fièvre putride, typhoïde, peut être la suite de toutes les phlegmasies terminées par la désorganisation putride des parties enflammées, et que de toutes ces phlegmasies, celle qui la produit le plus ordinairement est l'inflammation de l'estomac et des intestins, etc., etc

On voit par quelle sévérité d'observation et de logique procède M. Bouillaud et comment il démontre que les fièvres de Pinel, ne sont pas une seule et même maladie; mais sont bien des fièvres distinctes, c'est-à-dire qu'elles correspondent à des lésions spéciales d'organes différents. —

(1) Quel nom donner, en Amérique et en Irlande, au *typhus fever,* puisque dans ces contrées , comme en France , règne la fièvre dite typhoïde? — L'appelerez-vous *continued? fever?*—Mais ce terme de fièvre continue ne convient-il pas aussi bien à l'affection typhoïde, qui est la fièvre continue par excellence! Les Américains l'appelleront-ils *typhus nostras?* Mais la fièvre jaune n'est-elle pas aussi un de leurs typhus et une des fièvres essentielles de Pinel?—D'ailleurs c'est là un terme générique comme le mot fièvre typhoïde. —

avec l'observation , ont vu des altérations spéciales des cryptes de l'intestin , caractéristiques de la fièvre typhoïde, sans qu'elles aient été accompagnées pendant la vie de fièvre et de phénomènes typhoïdes. Dans ces cas en avait-on moins affaire à une altération spéciale des cryptes isolés ou agminés de l'iléon ? en était-ce plus une fièvre ou affection typhoïde ?

On le voit donc , ni la dénomination de fièvre , ni la qualification de typhoïde ne conviennent à la maladie aiguë dont le caractère anatomique spécial est le gonflement, l'injection, le ramollissement, la suppuration, l'ulcération des follicules de l'intestin , plaques de Peyer et follicules de Brunner, et les mêmes altérations dans les ganglions du mésentère, et, en tout cas, cette dénomination qualifiée n'est pas exempte des inconvénients qu'on lui trouve , puisqu'elle préjuge précisément la nature de l'affection.

Si le nom de fièvre ne convient pas à l'altération des plaques de l'iléon, cette lésion est-elle plus logiquement une pyrexie , au moins dans le sens qu'on donne à ce mot et avec les caractères assignés aux maladies qu'on a considérées comme telles (1) ?

Dans les pyrexies, dit-on, le seul phénomène qui ne manque jamais , c'est la fièvre ; or nous savons que la fièvre n'accompagne pas nécessairement l'altération spéciale de l'intestin qu'on rapporte à l'affection dite typhoïde.

Dans les pyrexies, les altérations très-variées dont les solides sont le siège peuvent manquer complètement ;

(1) M. Andral ayant rangé la fièvre dite typhoïde au nombre des pyrexies, j'ai été amené a examiner la valeur des caractères assignés par le savant professeur à ces affections en général et à la fièvre dite typhoïde en particulier. — Dans cette discussion j'ai cité presque textuellement M. Andral, comme j'ai cité M. Louis à l'occasion de l'examen de ses doctrines. (Voir l'*Essai d'Hématologie pathologique* , par M. le professeur Andral : Du sang dans les pyrexies, p. 61 et suiv.)

or dans la maladie dite fièvre typhoïde l'altération spéciale de l'intestin est constante.

Dans les pyrexies, la fièvre ne reconnaît, ni dans les
solides, ni dans le sang, aucune altération constante qui
puisse en rendre compte ; or nous avons démontré que
dans l'affection dite fièvre typhoïde la fièvre s'explique,
quand elle existe, par une altération des plaques de
Peyer et des follicules de Brunner.

Dans les pyrexies, les changements de composition
que l'analyse a découverts dans le sang ne se montrent
pas dans tous les cas : la fibrine n'augmente jamais,
souvent elle reste en quantité normale ou parfois elle
diminue jusqu'à un point que l'on ne retrouve dans
aucune autre maladie aiguë ; de telle sorte que ces
changements de composition du sang étant variables,
dans l'état actuel de nos connaissances le caractère
des pyrexies reste un caractère négatif. — On est
donc autorisé à récuser, pour la classification de
l'affection typhoïde, le caractère tiré du sang ; car
les changements de composition que l'analyse a découverts dans ce liquide ne se montrant pas dans
tous les cas, la même maladie serait tantôt pyrexie,
tantôt non pyrexie. On n'a nullement cherché, d'ailleurs,
les conditions morbides de ces variations dans le chiffre
de la fibrine du sang, conditions multiples sur lesquelles
nous reviendrons plus tard. Pour moi, je récuse *ce* ou
mieux *ces* caractères négatifs, parce qu'il est acquis à la
science par des faits nombreux que les plaques dothié-
nentériques de la fièvre dite typhoïde, sans complication
aucune, ont le pouvoir d'accroître le chiffre de la fibrine.
C'est, entre autres faits, ce que prouve l'observation
suivante (1) :

Le nommé Chailat (Etienne), âgé de 22 ans, journa-

(1) J'aurais pu, à l'appui de cette opinion, rapporter trois cas
observés et recueillis dans les mois de septembre et d'octobre 1848,

lier, demeurant rue Thérèse, n° 11, né à Lambaresse
(Cantal), malade depuis cinq jours, entra le 16 mai
1848 à l'hôpital de la Charité, salle S.–Jean de Dieu,
et fut couché au n° 14.

Cet homme, d'une constitution moyenne, d'un tempérament lymphatique, variolé à l'âge de 2 ou 3 ans,
quoique vacciné, habite Paris depuis six mois. Habituellement bien portant, il n'aurait jamais fait de maladie grave ; néanmoins il y a douze ans il aurait été
affecté d'un abcès profond de la cuisse, abcès qui se serait terminé par une large ulcération de la peau si l'on
en juge par l'étendue, l'adhérence et l'irrégularité de
la cicatrice. — Il y a cinq jours, il a été pris sans cause
connue, dit-il, d'un frisson assez intense accompagné et
suivi de chaleur ; en même temps anorexie, courbature
générale, céphalalgie avec étourdissements et bourdonnements d'oreilles. Ces accidents ont continué jusqu'à
ce jour : de plus, chaque jour, depuis hier et avant-
hier, deux selles liquides et une épistaxis assez abondante. — Pour traitement : diète et tisane d'orge.
Venu en voiture à l'hôpital, à cause de son état de faiblesse.

Etat actuel. — Expression d'hébétude et de prostration très-prononcée, animation vineuse et uniforme
des pommettes, teinte jaunâtre de l'ovale inférieur du
visage, pupilles un peu dilatées, pulvérulence des na-
rines, épistaxis de quelques gouttes depuis l'entrée ;
lèvres légèrement sèches, avec quelques squammes grisâtres ; langue molle, humide, avec une couche blanc-

tous trois terminés rapidement par la mort; à l'autopsie on ne
trouva que les lésions spéciales de l'intestin, et aucune autre complication ; mais ces observations sont perdues, et il ne me reste que les
dessins des follicules intestinaux qui présentent les caractères des lésions de la première période de la fièvre dite typhoide. Les pièces
doivent encore être à l'hôpital de la Charité et faire partie de ma
collection d'anatomie pathologique. — M. Roger, professeur agrégé,
remplaçait alors M. le professeur Bouillaud.

jaunâtre assez épaisse, sans rougeur ; bouche mauvaise, amère, pâteuse ; soif vive ; haleine fade, légèrement aigrelette ; pas de mal de gorge, anorexie ; ni douleur épigastrique, ni nausées, ni vomissement ; température à 40° sur l'abdomen ; ventre légèrement développé dans la région sous – ombilicale, indolent ; gargouillement très-abondant dans le flanc droit, où le malade accuse de la douleur à la pression ; une selle liquide ce matin ; pouls à 108—112, assez développé, mou, flasque, fluctuant, très-légèrement redoublé ; léger frémissement des tendons, pas de taches, matité de la rate normale ; rien au cœur, si ce n'est un léger souffle au premier temps ; résonnance et respiration bonnes partout, léger souffle dans les carotides et sousclavières, céphalalgie, étourdissements, tournoiements de tête, bourdonnements d'oreilles surtout dans la station verticale ; sentiment de faiblesse très-prononcé. Insomnie, rêvasseries, intelligence bien conservée.

Traitement. — Saig. 5 pal., — gom. sucrée 2 pots.

17 mai. — M. Bouillaud à la visite du lendemain trouva le malade dans l'état suivant : il dit se trouver mieux, moins faible et la tête plus libre ; même expression d'hébétude et de prostration, teinte jaunâtre de l'ovale inférieur du visage, lèvres un peu humides, pas d'épistaxis ; même état de la bouche et de la langue, haleine fade, nauséabonde ; soif toujours vive ; rien du côté des fonctions de l'estomac ; une selle liquide cette nuit ; ventre sans éruption notable, développé dans la région sous-ombilicale, indolent ; gargouillement bien marqué dans la région iléo-cœcale ; douleur à la pression des deux flancs, mais à gauche nul gargouillement ; même état du cœur et des poumons ; chaleur assez forte au toucher, un peu de moiteur et de sueur en quelques points du corps ; pouls à 96 — 100, flasque, bien détaché, distinctement quoique légèrement redoublé, la deuxième pulsation étant très-faible et très-courte ;

lourdeur de tête avec étourdissements et tournoiements, mais moins prononcés que la veille au dire du malade , qui supporte difficilement cependant la station verticale. — Un peu de sommeil.

La saignée a mal coulé et donne une palette et demic de sang ; le caillot qui en résulte est affaissé, adhérent de toutes parts , de consistance médiocre , d'une teinte un peu brune.

Diagnostic. — Fièvre ou entéro-mésentérite typhoïde parfaitement caractérisée , encore à la première période, chez un sujet chlorotique. *Casus gravissimus, sed sanabilis.*

Traitement. — Saig. 3 pal. , — vent. scarif. rég. sous-ombilicale 3 pal. , — sol. sir. gom. 3 pots,—sol. sir. gros. 1 pot, — catap. sur abdomen, — lavement guim. et pavot, — diète.

18 mai. — Le malade dit se trouver mieux ; assez bon sommeil la nuit dernière ; chaleur fébrile très-modérée , la chemise est inondée de sueur ; pouls à 80, flasque, distinctement redoublé ; langue molle, humide, médiocrement saburrale ; expression d'hébétude et de prostration peu prononcée, soif assez vive ; deux selles liquides, dont une après le lavement ; gargouillement très-liquide, diffus , abondant dans la région iléo-cœcale ; ventre d'ailleurs sans développement anormal ; sentiment de faiblesse bien diminué , pas d'épistaxis , encore un peu de céphalalgie et de lourdeur de tête ; ni étourdissement, ni bourdonnement d'oreilles.

Caillot isolé de toutes parts , déprimé à sa surface, recouvert d'une couenne assez épaisse , mais de résistance médiocre , se rompant après avoir supporté le poids du caillot, qui présente une couche inférieure noirâtre et une autre couche plus superficielle et plus rutilante ; — sérosité incolore ; — la main qui examine le caillot reste teinte d'une certaine quantité de matière colorante.

Sérosité des ventouses non rougie, offrant seulement une légère teinte rosée ; rondelles incomplètement iso- lées, se réduisant à la pression en un magma semblable à un résiné mal pris ; leur teinte est d'un rouge sombre ; elles teignent assez fortement les doigts.

Traitement. — Saig. 3 pal., — sol. sir. gom. 3 pots, — sol. sir. gros. 1 pot, — catap., — lavement, — diète.

19 mai. — Le malade se trouve encore mieux, bon visage, nulle douleur, pupilles normales, un peu d'ap- pétit ; langue molle, humide, encore un peu blanche ; chaleur très-modérée, moiteur ; pouls à 80, très-dis- tinctement redoublé, flasque ; une seule selle après le lavement, ventre affaissé, gargouillement bien distinct, quoique très-exactement circonscrit dans la région iléo- cœcale ; bon sommeil, ni tournoiement, ni lourdeur de tête.

Caillot détaché des parois du vase, affaissé sur ses bords, recouvert d'une couenne mince au dessous de la- quelle est une croûte rouge et enfin une couche d'un noir de charbon, le caillot facile à rompre ainsi que la couenne ; sérosité non rougie, assez abondante.

Traitement. — Sol. sir. gom. 2 pots, — sol. sir. gros. 1 pot, — catap., — lavement, — diète.

20 mai. — Même état du malade, bon sommeil, cependant deux selles encore, un léger météorisme du ventre. Le pouls à 84, distinctement redoublé. — Mêmes phénomènes et mêmes tisanes jusqu'au 23, où le malade se trouve tout à fait bien ; nulle soif, une seule selle après le lavement, ventre aplati, très-léger gar- gouillement presque exclusivement gazeux dans la ré- gion iléo-cœcale ; pouls à 76—80, non redoublé ; chaleur normale. — Même traitement. — 1 bouillon coupé.

La convalescence marcha franchement : le 28 le malade mangeait une portion. Enfin il sortit le 13 juin, après moins d'un mois de séjour à l'hôpital , mangeant, depuis une huitaine et plus, 4 portions.

Un autre caractère des pyrexies est celui-ci : tandis que dans les phlegmasies il y a toujours deux altérations constantes qui marchent ensemble , celle d'un solide et celle du sang , il n'en est plus de même dans les pyrexies.

Il fallait donc démontrer, pour la fièvre dite typhoïde, qu'elle n'affectait pas les caractères des phlegmasies. Notre espoir est cependant, abstraction faite des arguments ci-dessus, de convaincre le lecteur que, dans l'affection dite typhoïde, deux altérations constantes marchent ensemble, celle d'un solide et celle du sang ; que l'altération du solide devient une cause spécifique, un foyer d'infection pyrexique, qui agit sur le sang de telle sorte qu'il tend à y détruire la matière spontanément coagulable, quoique, à la façon des vraies phlegmasies, il tende aussi à créer dans ce liquide une nouvelle quantité de cette matière. J'espère démontrer que, si la cause que j'ai appelée un foyer d'infection pyrexique agit avec peu d'énergie ou se trouve empêchée par la formation d'un pseudo-membrane , ou que si l'économie lui résiste par le développement d'une inflammation secondaire, la destruction de la fibrine ne s'accomplira pas ; qu'au contraire, si le foyer dit d'infection pyrexique agit avec intensité, la destruction de la fibrine commencera, soit dès le début même de la maladie, ce qui est fort rare , soit un certain temps après qu'elle a pris naissance. En un mot , je démontrerai que l'altération du solide tend à créer dans le sang une nouvelle quantité de fibrine , mais que plus tard elle devient un foyer d'*intoxication* qui *empêche* probablement la coagulation de cette matière sans la *détruire.*

Les actions , ou les compositions et décompositions dont un organe est le siège à l'état normal supposant l'empire de lois et de forces de l'ordre physico-chimique, l'augmentation de la température de cet organe atteint d'inflammation, les changements de composition, les réactions qui s'y opèrent doivent donc supposer aussi l'intervention de forces et de lois du même ordre. Il faudrait donc avant toute chose préciser ici les propriétés, l'action organique des plaques de Peyer, des follicules de Brunner et de la muqueuse de l'intestin grêle. Cette action, à l'état normal, est assez connue pour que nous n'ayons à étudier que les modifications qu'elle offre à l'état pathologique.

Mais d'abord de quelle nature est la lésion spéciale qui forme le caractère anatomique de la fièvre ou affection typhoïde? Ne consiste-t-elle pas en une exaltation des actes vitaux avec altération de la structure intime des follicules, en une perversion de leurs propriétés physiques et chimiques? n'offre-t-elle pas, en un mot, tous les caractères assignés à l'inflammation? Or, si cette altération est primitive, comme nous l'avons démontré, quoi d'étonnant que le sang offre une augmentation de fibrine, toute inflammation avec fièvre ayant la propriété de créer dans le sang une nouvelle quantité de sa matière coagulable? Toutefois, les caractères du caillot ne sont pas exactement, dans la majorité des cas, même à la première période de l'affection typhoïde, ceux du sang franchement inflammatoire : il éprouve bien du retrait; mais la couenne dont il se couvre, quoique d'une épaisseur souvent très-grande, n'a presque jamais la résistance de celle du sang des phlegmasies pures ; de plus, le caillot proprement dit, le cruor, offre une consistance qui paraît en rapport avec son degré d'infection, de septicité. Souvent, en effet, dans la première période, le caillot a une consistance plus que normale ou normale, il est rouge et rutilant ; ou bien encore il est plus mou, et il ressemble à une gelée de groseilles noire et mal cuite ; la sérosité du sang reste alcaline, non rougie, et la main qui examine les propriétés du caillot ne reste point, ou que très-peu , teinte de matière colorante (1).

Quelles sont donc les causes des caractères mixtes que peut présenter le caillot à la première période de l'inflammation des plaques de Peyer , des follicules de Brunner et de la muqueuse voisine ? Elles sont multiples comme les actions moléculaires de ces organes.

Les unes tiennent au siège du mal ; dans un viscère qui constitue une sorte de latrine vivante , en servant de réceptacle à des matières putrides susceptibles de fermentation sous l'influence de l'élévation de la température.

Dans les plaques enflammées, cette tendance à la fermentation est exagérée, la décomposition a lieu ; de là , même dans cette première période, des conditions d'infection, de septicité générale. Or, la muqueuse de l'intestin étant essentiellement une surface d'absorption, pourquoi n'introduirait-elle point dans l'économie , sous l'influence ou non d'une perversion de sa fonction habituelle, ces produits de la fermentation putride ?

De quelle nature sont d'ailleurs ces produits , gaz ou liquides ? Ils paraissent presque exclusivement composés, comme dans nos lieux d'aisances , par le sulfure d'hydrogène, le sulfhydrate d'ammoniaque, etc. Or, pourquoi ces gaz , qui sont de la nature des poisons septiques ou stupéfiants, et dont la propriété essentielle est de rendre le sang noir, diffluent, de le priver de sa fibrine ; pourquoi , dis-je , ces gaz ne produiraient-ils point , s'ils étaient introduits dans le système sanguin

_____

(1) Dans un des trois cas que j'ai rappelés plus haut et qui se sont terminés si rapidement par la mort, le caillot offrit *tous* les caractères du sang des maladies considérées comme des phlegmasies franches , la pneumonie par exemple. La fibrine formait à la surface du caillot une *couenne* jaunâtre dont l'élasticité et la résistance, pour me servir d'une expression de M. le professeur Bouillaud , étaient celles d'une *peau de chamois.*

par la surface de l'intestin, le même effet que leur intro-
duction par la surface du poumon (1)?

Si cette induction est légitime, démontrable, on a
donc la cause de la disparition de la fibrine dans le sang
par incapacité de coagulation, et on est forcément
amené à cette conclusion : ou le foyer de production
de la fibrine prédomine, et alors cette matière est sensi-
ble dans le sang, comme il arrive dans la première période, ou quand des inflammations franches, pleurésies,
pneumonies, compliquent la deuxième et la troisième ;
ou, au contraire, en vertu de conditions nouvelles, le
foyer d'infection pyrexique, d'empoisonnement septique
s'exerce avec plus d'énergie, prédomine à son tour,
et alors la résorption des matières putrides masque
la fibrine en la privant de sa propriété de coagulation.

Est-ce là ce qui arrive dans la fièvre dite typhoïde
dont la figure anatomique est l'altération spéciale des
follicules de l'intestin? oui, et dans cette affection les
phénomènes d'infection septique, de résorption purulente, étant communs d'ailleurs à plusieurs états morbides, nous croyons pouvoir donner actuellement à
cette maladie, avec MM. Bouillaud et Piorry, pour la
séparer nettement des autres affections dont l'appareil
général est le même et la lésion organique différente,
le nom d'entéro-mésentérite ou d'iléo-spilosie, dénomination à laquelle nous ajouterons, selon les cas,

(1) On pourrait peut-être pousser plus loin cette comparaison.
Ainsi le délire sympathique des sujets affectés de fièvre dite typhoïde
est-il sans analogie, surtout à la deuxième période, avec le délire des
individus atteints de méphitisme. — Si dans la fièvre dite typhoïde la
gravité des symptômes est généralement en rapport avec le nombre
des plaques et des follicules enflammés, de même chez les vidan-
geurs la gravité des phénomènes morbides occasionnés par le méphitisme varie selon la quantité des gaz délétères absorbés ; de sorte qu'à
ce point de vue, la maladie qui nous occupe doit être considérée
comme un empoisonnement, et n'est en réalité qu'un empoisonnement secondaire, ce que nous verrons plus bas.

la qualification de typhoïde ou septicémique (1).

Telles sont donc les raisons pour lesquelles l'entéro-mésentérite ou fièvre, dite typhoïde a pu paraître aux yeux de quelques pathologistes n'être exclusivement ni une inflammation, ni un typhus, mais une affection d'un caractère mixte qui tient plus de l'inflammation dans le commencement, plus du typhus et de la gangrène vers la fin.

En effet, quand à la période d'érection ou de congestion sanguine active avec épanchement de lymphe plastique, mais sans notable altération de la structure des cryptes de l'intestin, ont succédé le ramollissement, la suppuration, l'ulcération, c'est-à-dire une altération de la structure intime de ces organes, c'est alors que les conditions et les phénomènes d'infection septique prédominent. Si le rôle de l'infiltration purulente est ici le même que dans les pneumonies au troisième degré, abstraction faite des circonstances de lieu, avec quelle activité va s'exercer la résorption des matières putrides une fois qu'elles seront en contact avec des surfaces dénudées, ulcérées (2)! aussi c'est surtout à cette date qu'avec le développement complet des phénomènes septiques généraux, état du sang, fétidité de l'haleine, etc.,

(1) M. Louis s'exprimait en ces termes dans la première note de l'avertissement de sa première édition en 1829 : « J'ai long-temps » cherché un mot qui exprimât le caractère anatomique de cette » affection sans être désagréable à l'oreille, et ne l'ayant pas trouvé, » je m'en suis tenu à l'expression *affection typhoïde*, au moins à peu » près exempte d'inconvénients. »

(2) Les solutions de continuité n'ont-elles pas été considérées, même par les pathologistes opposés à la doctrine que nous soutenons, comme la voie la plus dangereuse par laquelle les matières putrides puissent pénétrer dans l'économie? — Quoi! il suffirait de se piquer les doigts avec un scalpel, une érigne, un fragment d'os imprégnés de pus ou de matière putride, de se plonger les mains excoriées dans l'eau des macérations anatomiques, pour être atteint d'accidents accompagnés d'un délire et de phénomènes qui puissent présenter toutes les variétés de phénomènes qu'on observe dans la fièvre dite typhoïde, phénomènes dont la mort est trop souvent la

coïncide celui des phénomènes septiques locaux, ou nés dans le foyer même de l'inflammation, tels que le météorisme, l'émission de selles et de gaz d'une extrême fétidité, etc. Ces derniers phénomènes attestent, en effet, la transformation de l'inflammation franche en une inflammation putride, et c'est là une transformation logique et presque nécessaire. Ainsi, telle est l'importance du siège du mal dans la production des phénomènes typhoïdes, que de toutes les portions dont se compose le tube digestif, l'iléon, vers sa fin, est la seule, avec le colon, dont l'inflammation, pour peu qu'elle soit intense et prolongée, donne presque constamment lieu à une fièvre accompagnée de phénomènes typhoïdes si nettement caractérisés qu'elle a servi de type à la description de la fièvre typhoïde, putride, adynamique, en général.

On récusera si peu l'importance des produits gazeux dans la production des phénomènes d'infection putride, qu'on soit que le contact de l'air avec les surfaces en suppuration, stomatites, pneumonies, etc. (abcès), est une cause puissante de décomposition putride et de résorption purulente : les gaz de l'intestin exercent donc dans l'entéro-mésentérite une double action, l'une directe ou par absorption, l'autre indirecte ou par modification de la surface suppurante et de son produit.

Les matières de l'intestin, solides ou liquides, ont une influence non moins délétère, et quoi qu'on puisse dire à à ce sujet, il n'en est pas moins vrai que ces excreta ne sont pas les topiques qui conviennent, soit à des organes pris d'inflammation, soit à des organes affectés d'ulcération. Aucun chirurgien ne s'est encore avisé, je pense, de les

terminaison fatale ; et on ne tiendrait aucun compte des ulcérations de l'intestin et des matières avec lesquelles elles se trouvent en contact pour expliquer le mécanisme et les phénomènes de l'infection typhoïde! — Mais ces ulcérations, que sont-elles? — que sont les matières avec lesquelles elles se trouvent en contact?

appliquer sur des plaies vives, soit comme succédanés du cérat, soit comme gâteaux de charpie. Quiconque a vu l'incrustation des matières fécales, la ténacité avec laquelle elles adhèrent à la surface des ulcérations, restera convaincu qu'elles constituent pour ces solutions de continuité un appareil presque inamovible qu'on aurait avantage à remplacer par un pansement simple. S'il pouvait rester du doute à cet égard dans quelques esprits, on pourrait lui demander si la stagnation du pus à la surface ou dans le fond des plaies, si redoutée des chirurgiens, est sans influence sur les accidents dits de diathèse purulente, et si l'incrustation des matières fécales arrête réellement le pus à la surface des ulcérations de l'intestin. Par contre, pourquoi les chirurgiens éviteraient-ils avec tant de soin de laisser toute espèce de corps étranger à la surface des plaies et redouteraient-ils même jusqu'au fil des ligatures, si les matières fécales sont innocentes sur les ulcérations de l'intestin et sans influence aucune sur des accidents typhoïdes, septiques, qui pour nous en sont une des conséquences légitimes. Le moindre inconvénient de cette espèce de pansement des ulcérations de l'intestin par les matières fécales ne consiste pas seulement d'ailleurs dans la stagnation et le séjour du pus à la surface de ces solutions de continuité, non; mais ces matières, mêlées au pus de ces ulcérations, et se trouvant dans des conditions de chaleur voulue, éprouvent avec la suppuration, la fermentation putride, et comme nous l'avons dit, pénètrent dans l'économie, comme le gaz par endosmose, ou par capillarité dans les orifices béants des veines ulcérées.

Revenant à mon point de départ, je dis : Si l'entéromésentérite typhoïde n'est pas une fièvre, elle n'est pas davantage une pyrexie ; or nous avons démontré qu'elle était une phlegmasie, et nous sommes resté dans les lois de la nomenclature pathologique en appelant cette in-

flammation entéro-mésentérite ou ilée-spilosie typhoïde,
septicémique, du nom de l'organe et de sa fonction à
l'état morbide.

www.ingramcontent.com/pod-product-compliance
Ingram Content Group UK Ltd.
Pitfield, Milton Keynes, MK11 3LW, UK
UKHW021154140726
13695UKWH00005B/2145